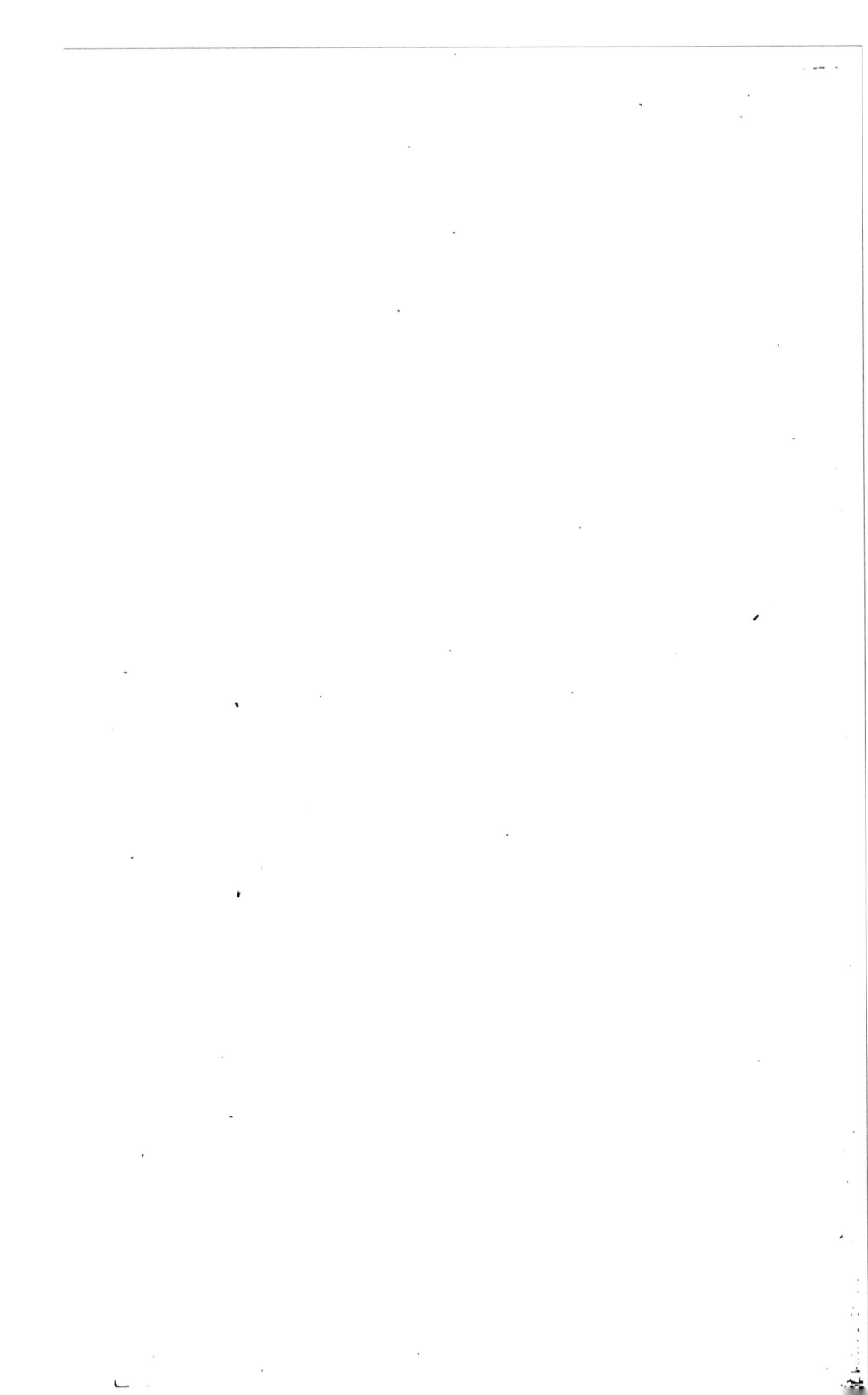

QUELQUES DÉTAILS

SUR LA GLYCOGENIE

PAR

Henry BONNET.

————— o o o ——————

PARIS,

LABÉ, ÉDITEUR, LIBRAIRE DE LA FACULTÉ DE MÉDECINE,
PLACE DE L'ÉCOLE-DE-MEDECINE.

1857.

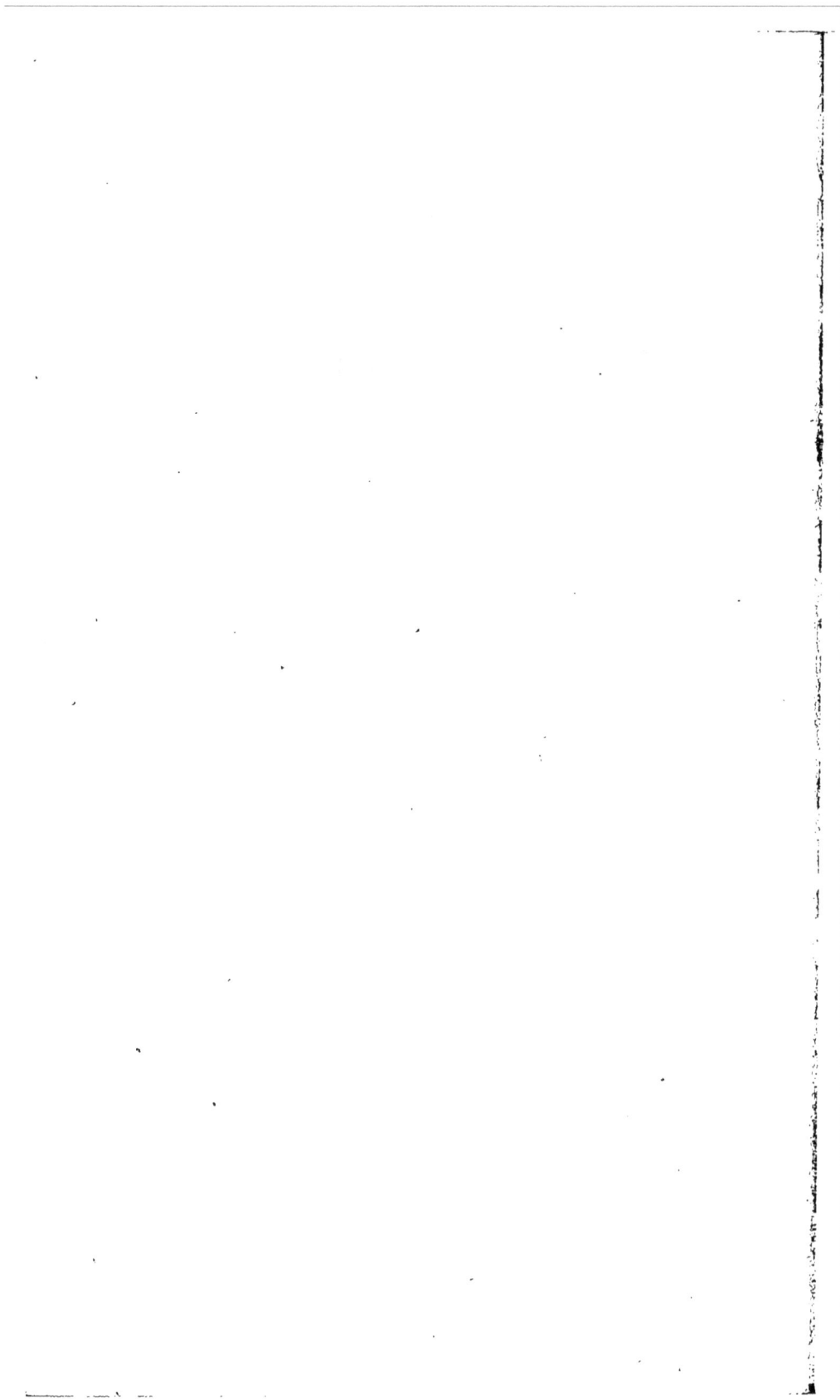

QUELQUES DÉTAILS

SUR LA GLYCOGENIE

PAR

Henry BONNET.

PARIS,

LABÉ, ÉDITEUR, LIBRAIRE DE LA FACULTÉ DE MÉDECINE,
PLACE DE L'ÉCOLE-DE-MEDECINE.

1857.

PARIS. IMPRIMERIE DE MOQUET, 92 RUE DE LA HARPE,

QUELQUES DÉTAILS

SUR

LA GLYCOGÉNIE.

J'ai cru montrer déjà que M. Figuier s'était tout à fait trompé en niant la formation posthume du sucre dans le foie. Il a nié une expérience bien faite pour tomber dans une très grande erreur. Il n'est pas difficile de comprendre que M. Bernard et ceux qui font rigoureusement l'expérience ont raison et que M. Figuier a tort.

Il ne serait pas mauvais que la question de la glycogénie devînt un peu stable; il ne serait pas mauvais qu'on finît par reconnaître lesquels, défenseurs ou contradicteurs, ont raison.

M. Dumas a parfaitement dit, dans son remarquable rapport que, lorsqu'on ne pouvait isoler le sucre en nature, le seul moyen exact pour déceler sa présence est la fermentation.

Cette proposition a toujours toute sa valeur.

M. Figuier prétend que, si on n'a pas pu trouver le sucre dans le sang de la veine-porte et dans celui de la circulation générale, c'est qu'on a considéré la fermentation comme le seul signe à invoquer.

Par conséquent, MM. Bernard, Dumas, Leconte, Poggiale, etc., et tant d'autres qui ont expérimenté, tant en France, qu'en Angleterre et en Allemagne, se seraient trompés, d'après M. Figuier.

Il parle du glycose non fermentescible directement ; or, je connais des sucres non fermentescibles ; mais, en fait de glycose, je n'en connais qu'un qui fermente parfaitement.

En admettant, d'après la manière dont M. Figuier expérimente, qu'il y ait dans la veine-porte une substance non fermentescible sucrée ou se rapprochant du sucre, et que cette substance fermente directement quand on l'examine, soit dans le foie, soit dans les veines sus-hépatiques, le foie est donc capable de quelque chose, quand cela ne serait que de rendre cette substance fermentescible ? Le foie a donc une propriété glycogénique ?

Il est évident que le foie est obligé de fabriquer du sucre avec quelque chose ; il est évident qu'il faut que des matériaux lui soient apportés. Quel chemin prennent ces matériaux ? La veine-porte.

Dans le sang n'y a-t-il pas des matières grasses, albuminoïdes, etc., qui peuvent fournir des éléments à une fabrication de sucre quand ils sont sous certaines influences ? En expliquant cela, M. Figuier n'apprend rien de nouveau ; ce qu'il n'apprend pas encore c'est, au cas où la substance dont il parle, existerait, quelle influence elle subirait dans le sang de la circulation générale ou de la veine-porte ; cette substance n'en subirait aucune dès genre de celle dont nous nous occupons; car alors ce serait du sucre, et cependant on n'en trouve pas ; cette substance, si toutefois elle existe, ne trouvant son in-fluence que dans le foie, de l'aveu même de M. Figuier; alors le foie, je le répète, est capable de quelque chose ; il a donc une propriété glycogénique, puisque ces deux mots « propriété glycogénique » ne signifient au-tre chose que « propriété de transformer en sucre cer-« tains éléments groupés de telle ou telle façon. »

Mais, pour en revenir à la substance de M. Figuier, ou plutôt à ses deux substances, car il en trouve une d'une espèce dans le tube intestinal, une d'une autre es-pèce dans la veine-porte; il n'a pas du tout prouvé, dans son mémoire du 27 juillet à l'Académie des sciences, qu'elles existent.

A force de traiter, comme il le fait, le sang dans lequel se trouvent des éléments pouvant, sous certaines influences, donner du sucre, on peut parfaitement arriver à produire ou du sucre ou quelque corps ayant de l'action sur la levure de bière. Mais M. Figuier fait lui-même la condi-tion ; ce n'est plus l'économie qui la produit ; ses expé-riences ne viennent aboutir qu'à produire des actions chimiques en dehors de la physiologie.

M. Figuier, après avoir fait un traitement par l'eau aiguisée d'acide sulfurique, dit : «J'ai du sucre. » Voilà la grande objection ! Mais, en agissant ainsi, il ne se place pas dans des conditions physiologiques ; il transforme molécule à molécule certains éléments du sang, et fait du sucre en dehors de l'économie avec les éléments que lui, donne cette économie; il ne prouve pas du tout que, le sang contient une substance appartenant à la série glucique ou intermédiaire à l'amidon et au sucre.

Dans le courant de son mémoire, il parle de glycose de la veine-porte et de glycose du foie, l'un non fermentescible, l'autre qui le serait. On dirait que c'est un commencement d'aveu. Celui de la veine-porte, en séjournant un instant dans le foie, subirait, selon M. Figuier, la modification fort simple de devenir fermentescible. Voici enfin une théorie : « Il suffit que le glycose non fermentescible de M. Figuier séjourne un instant dans l'économie pour devenir fermentescible. » Tout en ne concédant pas cela, on se voit forcé d'engager M. Figuier à croire à la propriété glycogénique du foie, puisque cet organe rendrait son glycose fermentescible.

En admettant cette théorie pour un instant, mais pour un instant seulement, voilà un sucre non fermentescible qui, par son séjour dans le foie, devient fermentescible; mais, en retournant l'idée, le sucre fermentescible du foie, sucre qui l'est encore dans la veine cave, le cœur droit, le poumon, devrait aussi se modifier, et ce qui ne serait pas brûlé dans le poumon redeviendrait non fermentescible, puisqu'on ne retrouve plus rien dans le cœur gauche; à moins pourtant que le sucre du cœur gauche, puisque M. Figuier en trouve partout, ne prenne une autre route pour y venir que par le poumon; auquel cas M. Figuier ferait bien de l'indiquer; sinon il faut qu'il continue sa théorie, et dise : « Mon glycose non fermentescible, en séjournant un instant dans l'é-

« conomie, peut devenir fermentescible, et ce même
« sucre devenu fermentescible peut, par un nouveau sé-
« jour, redevenir non fermentescible. »

À l'appui de sa théorie, M. Figuier parle du sucre dé-
couvert dans le chyle ; qu'est-ce que cela prouve ? — Il
parle de sucre trouvé par M. Blot dans l'urine des fem-
mes enceintes ; ici il faudrait que M. Figuier prouvât au-
paravant qu'il y a un sucre non fermentescible dans les
artères et les veines rénales, mais autrement qu'il le fait
pour son sucre de la veine porte. Il parle, toujours à
l'appui de sa théorie, du sucre contenu dans l'œuf des
oiseaux ; or, M. Figuier ferait bien de dire à quel moment des évolutions de l'œuf, ou bien à quels endroits
de l'œuf le sucre est non fermentescible et fermentescible!

M. Figuier dit qu'au sein de l'économie — c'est bien
vague — le sucre subit la même modification que lui
font subir les acides étendus ; il avance ici un fait chimique vrai, celui de l'action des acides étendus ; mais
pour ce qui est du fait se passant dans l'économie, comment M. Figuier le sait-il ? Il se place tout à fait à côté
de la physiologie pour entrer dans le domaine exclusif
de la chimie. C'est M. Figuier qui travaille, ce n'est plus
l'économie.

Il parle du sucre qu'on a réussi à trouver partout au-
jourd'hui dans les organes : pardon ! c'est qu'au contraire
toutes les expériences faites tant en Allemagne qu'en Angleterre, en France, sont concluantes en faveur de la
théorie de M. Bernard. — La statistique ne donne que

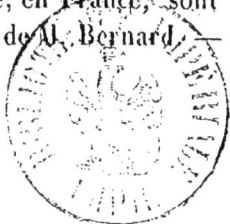

bien peu, bien peu de monde à M. Figuier ; or, parmi le peu d'hommes qui prétendent avoir trouvé du sucre dans la circulation générale, les uns ont essayé par le tartrate cuprico-potassique, réactif infidèle ; les autres ont prétendu avoir fait fermenter ; mais ici, quand une commission a été nommée, ils se sont trouvés en défaut.

Comment les défenseurs de M. Figuier vont-ils maintenant s'accorder avec lui en s'accordant avec eux-mêmes ?

Les réactions qui ont conduit M. Figuier à admettre une substance sucrée dans le tube intestinal, une autre dans la veine porte, ne prouvent qu'une chose, c'est que l'économie contient des éléments, tout le monde le sait, pouvant, dans certaines conditions, faire du sucre. Or, les travaux chimiques de MM. Liebig, Berthelot, Hunt..., etc., avaient mis à même de le savoir. M. Figuier, en se plaçant dans les conditions où il s'est placé, a répété les expériences sous une autre forme ; mais, en substituant à la chimie que fait l'économie une chimie totalement en dehors de la physiologie, il n'a nullement montré l'existence de la substance dont il parle. Il a traité les éléments du sang et les a transformés ; mais il n'a pas établi que c'était l'économie qui fabrique ses substances.

Il a constaté, d'autre part, qu'en faisant réagir la potasse caustique bouillante sur l'albumine de l'œuf, on obtient une petite quantité d'une substance qui, tenue en ébullition par l'acide sulfurique étendue d'eau au centième, se transforme en glycose... et qu'il est probable

qu'en faisant agir à froid l'alcali caustique sur l'albumine
on peut parvenir à réaliser une intéressante modification.
Sans doute, l'expérience de M. Figuier est curieuse ;
mais pourquoi parler de cela à propos de la glycogénie
hépatique ? Est-ce que, dans l'économie, il y a de la
potasse caustique bouillante ou caustique froide, puis
ensuite de l'acide sulfurique étendu d'eau au centième
qui vont être assez aimables pour venir exprès se prêter
à réaliser le fait chimique curieux dont parle l'auteur ?

Et puis, M. Figuier vient parler de l'indication de
M. Lehmann, d'hématine transformée en sucre sous
l'influence de l'éther nitreux Qu'est-ce que l'éther nitreux vient faire ici dans un mémoire sur la glycogénie
hépatique ? Est-ce qu'il y aurait aussi de l'éther nitreux
qui serait assez bon pour venir agir dans l'économie
même sur l'hématine exprès pour plaire à M. Figuier ?

Résumons : Il y a dans le sang les éléments chimiques
nécessaires pour une fabrication de sucre ; mais en
traitant par l'acide sulfurique, ou par la potasse caustique, puis par l'acide sulfurique, on fait ce qui ne se fait
pas dans l'économie ; le produit obtenu, on le fait de
toutes pièces : il n'existait pas d'abord, M. Figuier le
fabrique, et il vient ensuite dire que c'est l'économie qui
l'a fait. Il ne faut pas comparer trop directement cette
économie à un laboratoire de chimie, où on voit ce qu'on
a, où on sait ce qu'on fait ; tous les chimistes pourtant
ainsi que les physiologistes savent cela.

M. Figuier dit : « Dans le lait on trouve un sucre, la
« lactine, non fermentescible directement. » Oui, mais

la lactine a d'autres propriétés ; et d'ailleurs la lactine s'isole ; si elle n'est pas fermentescible directement, l'économie la montre directement, tandis que M. Figuier ne donne pas à ses substances des propriétés, ou ne les isole pas.

Du reste, le foie ne pourrait faire du sucre avec ce qu'il n'a pas. Si on trouve un sucre fermentescible, lequel se retrouve aussi dans les veines sus-hépatiques, et qu'on ne trouve rien dans la veine-porte, cela prouve que dans le foie existent la matière fermentescible, ainsi que le ferment ou la substance transformante.

Or, en admettant, ce que je ne trouve pas admissible, d'après les considérations que j'ai développées, en admettant avec M. Figuier un sucre non fermentescible dans la veine-porte, c'est qu'il n'y existerait pas de ferment ou de substance transformante, il faudrait donc que le sucre non fermentescible de M. Figuier allât trouver son ferment ou sa substance transformante dans le foie ; donc le foie est capable de quelque chose ; donc il a une propriété glycogénique. C'est M. Figuier lui-même qui le dit implicitement.

Ne pouvant être de l'avis de M. Figuier sur ses deux substances sucrées, d'après la manière dont il opère, et en faisant attention au très bon mémoire de M. Eugène Pelouze, on devra trouver très logiques et les expériences et les conclusions que ce dernier chimiste en tire.

Contre lui, M. Sanson vient dire qu'il y a de la dextrine dans le sang, et que par conséquent on ne peut nier qu'il y ait aussi de la diastase salivaire. A propos de

quoi ne le nierait-on pas? Mais si cela était, on trouve-
rait à faire fermenter, et M. Figuier vient admettre, lui,
du sucre non fermentescible dans la veine-porte et la
circulation générale!

De ce qu'il y a dans le sang et les tissus des herbivores
de la dextrine, cela ne prouve pas qu'on y trouve de la
diastase. Que M. S nson dise qu'il y a un autre ferment,
on n'aura pas le droit de le nier, puisque personne ne l'a
vu ; mais qu'il vienne dire avec assurance : « de la dias-
« tase salivaire. » Il l'a donc vue, cette diastase salivaire?

M. Sanson dit : « On admet que la viande contient de
« la dextrine ; il faut bien admettre dès lors que les chiens
« qui en sont nourris reçoivent une substance susceptible
« de passer à l'état de sucre sous la seule influence des
« actions digestives. »

De ce qu'il y aurait de la dextrine dans la viande d'a-
nimaux carnivores, cela ne supposerait pas qu'il y en a
dans le sang, et je n'ai pas entendu parler qu'on l'y ait
encore trouvée. De même qu'il y a une différence entre
la fibrine musculaire et la fibrine du sang, il peut parfaitement se faire qu'il existe de la dextrine dans la chair,
et qu'il n'y en ait pas dans le sang ; je ne dis pas que cela
soit ; mais il n'y aurait rien d'impossible. Comme une
assimilation et une désassimilation perpétuelles se pro-
duisent, il faut bien qu'il se passe quelque chose ; que ce
quelque chose soit de la dextrine, rien de mieux ; d'un
autre côté, que la dextrine de la viande prise par les
chiens produise du sucre, sous l'influence de l'action di-

gestive, c'est possible ; mais il faudrait le démontrer comme pour l'amidon des féculents ingérés à ces animaux. En l'admettant, il y a bien des ferments du commencement du tube digestif jusqu'au moment où il arrive à la veine-porte, bien des transformations ; et puis, il ne faut pas opérer seulement au moment de la digestion ou peu de temps après. Même chez les animaux nourris de féculents, six ou sept heures après la dernière ingestion d'aliments, on ne trouve plus de sucre ; il y a donc eu des transformations concomitantes ou consécutives à l'absorption. Et puis, en pensant comme M. Sanson, on devrait obtenir une fermentation, et on n'en a cependant pas, même M. Figuier.

Je pense donc qu'on doit laisser totalement de côté les idées de M. Sanson, qui ne sont pas de la plus stricte logique, et qu'on doit partager l'avis de M. Eugène Pelouse, avis qui est très rationnel.

L'économie ayant besoin de sucre, il faut qu'elle fasse elle même sa matière glycogène, et probablement aussi son ferment ; il est clair que c'est avec des éléments qu'elle possède ; car de rien elle ne pourrait faire rien. Comment ces éléments viennent-ils se grouper entre eux pour former la matière glycogène du foie, et comment cette matière glycogène devient-elle sucre dans le foie ? On n'en sait rien, on ne le saura probablement jamais. Il y a des arcanes de la nature qu'on ne peut expliquer ; si on veut trop chercher, on risque de faire comme l'astrologue de la fable.

Comme dernière conclusion, je me bornerai à dire que l'opposition faite à la glycogénie hépatique, surtout de ces derniers temps, ne peut que la consolider.

HENRY BONNET.

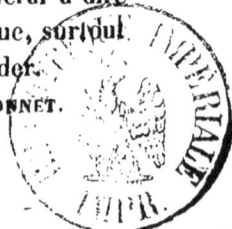